Fick dich Krebs! Nicht mit mir!

3 Diagnosen 3 Kämpfe 3 Siege

Jens Sterff

Impressum
Jens Sterff

Danksagung

Ein besonderer Dank geht an alle Ärzte, Pfleger und Fachkräfte, die mich während dieser Jahre begleitet haben.

An meine Freunde und Bekannte, die zu mir hielten, mich gepflegt und versorgt haben. Insbesondere meine Nachbarin, die für mich einkaufen ging, eine Freundin in Traunstein und Freunde in und aus Erding und Ergoldsbach, die mich aufgerichtet haben und immer ein offenes Ohr für mich hatten, als ich psychisch am Ende war.

Inhaltsverzeichnis

Vorwort

„Wer sich gesund ernährt, viel Sport treibt und ein ausgeglichenes Leben führt, der bleibt gesund und hat ein langes Leben."

So oder so ähnlich suggeriert uns die Gesellschaft, dass man sich vor schweren Erkrankungen nicht fürchten braucht, wenn man auf sich und seinen Körper achtet.

Ich habe immer auf mich geachtet. Habe viel Sport getrieben und mich gesund ernährt. Mein Leben war ausgeglichen, ich war glücklich und hatte eine tolle Partnerin, die mir seit vielen Jahren zur Seite stand.

Trotzdem hat es mich erwischt. Als 2015 die Diagnose „Krebs" kam, riss es mir regelrecht den Boden unter den Füßen weg.

Nachdem der erste Schock überwunden war, entwickelte sich ein Kampfgeist in mir, wie ich ihn noch nie zuvor erlebt hatte.
Ich wollte den Krebs besiegen. Koste es, was es wolle.

In diesem Buch lesen Sie meine Geschichte. Wie ich die Diagnose bekam. Darüber, wie meine Partnerin mich verlassen hatte, weil sie mich nicht sterben sehen konnte oder wollte. Und darüber, wie ich letztendlich innerhalb von vier Jahren drei verschiedene Krebsarten besiegt habe.

Wenn Sie selbst betroffen sind, kann ich Ihnen keine Garantie geben, dass meine Methoden auch bei Ihnen anschlagen. Das kann niemand. Denn jeder Mensch, jede Erkrankung, ist anders.
Doch ich kann Ihnen Mut machen, alternative Methoden zu testen, im richtigen Moment eine weitere Meinung einzuholen und dann, wenn es nötig ist, Ärzten zu vertrauen und ihrem Bauchgefühl zu folgen.

2015 – Der Alptraum beginnt

Als im April 2015 meine Rückenschmerzen immer stärker wurden, kam zuerst der Verdacht auf, dass ich einen Bandscheibenvorfall oder Ähnliches haben könnte. Da ich aber immer sehr viel Sport gemacht hatte, konnte ich mir das einfach nicht vorstellen. Schließlich war ich viel in Bewegung und ernährte mich gesund. Mein Rücken hatte mir bislang keine größeren Probleme bereitet.

Als ein Bandscheibenvorfall schließlich ausgeschlossen wurde, waren die Ärzte ratlos. Niemand hatte eine Idee, woher die immer stärker werdenden Schmerzen kommen könnten.

Die Ärzte suchten verzweifelt nach der Ursache der Schmerzen.

Nachdem ich jedoch immer stärkere Beschwerden bekam, legte mir der Arzt nahe, eine Darmspiegelung machen zu lassen.

Die Diagnose

Es war bereits September, als ich beim Endokrinologen vorstellig wurde und die empfohlene Darmspiegelung durchgeführt werden konnte.
Und dann folgte der Schock: Darmkrebs!
Alles, was dann kam, lief mehr oder weniger wie in einem schlechten Film vor mir ab.
Ich wurde in die Onkologie Landshut überwiesen und von dort ins Krankenhaus eingewiesen. Als mir der Port für die Chemotherapie eingepflanzt wurde, fing ich langsam an zu realisieren, was hier eigentlich mit mir passiert.
Ein Port ist ein Katheter, der meist knapp unterhalb des Schlüsselbeines direkt unter die Haut in eine herznahe Vene eingepflanzt wird. Von außen ist er kaum sichtbar, erleichtert die Behandlung jedoch maßgeblich.

Über den Port sollte ich alle möglichen Medikamente bekommen. Morphium, Chemo und auch die Blutabnahme konnten darüber gemacht werden. Dadurch werden die Venen geschont, da nicht jedes Mal neu gestochen werden muss.

Es folgte der Antrag auf Schwerbehinderung mit 80 %.

Trotz der geplanten Chemo und Bestrahlung, die ab Mitte November beginnen sollten, lag meine Überlebenschance bei unter 5 %, da der Tumor über 5 cm groß war und das Nachbargewebe schon schwer angegriffen war.

Im Prinzip war ich praktisch schon tot.

Diese Diagnose hatte bereits begonnen, mich innerlich zu verändern. Auch, wenn man es mir nicht angesehen hatte, innerlich war ich bereits zu diesem Zeitpunkt längst nicht mehr der Alte. Schon allein die Schmerzen und die Angst vor einer schweren Erkrankung hatten die Türen für eine Depression geöffnet.

Die Therapie

Als ich wieder zuhause war, und Zeit hatte über alles in Ruhe nachzudenken, wurde mir erst so richtig bewusst, dass ich von dem, was mir alles erzählt wurde, kaum etwas so richtig verinnerlicht hatte. Mir war eigentlich nur klar, dass ich schwer krank war, einen extrem aggressiven Krebs und kaum eine Überlebenschance hatte.

Doch laut den Ärzten sollte ich mir trotz der so geringen Überlebenschance das Martyrium einer Chemo und Bestrahlung antun?

Nach reichlicher Überlegung habe ich mich dann kurz vor Beginn der Behandlung dafür entschieden, mich erst einmal nicht wie geplant behandeln zu lassen.

Wenn ich sowieso schon fast tot war, konnte ich auch in Ruhe überlegen, ob und wenn ja, wie ich mich behandeln lasse.

Da war es bereits Ende November.

Ich nutzte die kommenden Wochen, um mir unterschiedliche Meinungen bei verschiedenen Ärzten einzuholen und mich in mehreren Kliniken beraten zu lassen. Ich informierte mich über alternative Behandlungsmethoden und eignete mir umfangreiches Wissen über die Erkrankung an, die mich töten könnte.

Und während ich all diese Dinge tat, wirkte ich für Außenstehende noch völlig normal. Noch...

Geht´s auch alternativ?

Ende Januar 2016 entschied ich mich dann dafür, mich in der Protonenklinik in München (rptc.de) behandeln zu lassen.

Im Vergleich zur herkömmlichen Röntgenbestrahlung ist die Bestrahlung mit Protonen schonender für das umliegende Gewebe. Außerdem wird der Tumor gezielter behandelt und daher bis in seine DNA hinein zerstört.

Die Protonenbestrahlung mit gleichzeitiger Chemo dauerte insgesamt sieben Wochen. In dieser Zeit war ich stationär in der Klinik in München untergebracht.

Zuerst schien es, als ob ich das alles gut vertragen würde. Doch nach zwei Wochen begannen die Beschwerden zunehmend schlimmer zu werden. Schmerzen, offene Stellen am Körper und viel Blutverlust begleiteten mich. Ich konnte kaum etwas essen, meine Verdauung und der Stuhlgang spielten verrückt. Die Bestrahlungsstellen waren wund und schmerzten.

Und als ob die körperlichen Beschwerden nicht schon schlimm genug wären, verließ mich dann auch noch meine langjährige Lebensgefährtin. Sie wollte nicht dabei zusehen müssen, wie ich elendig vor mich hinvegetierte.

So hatte ich neben den Schmerzen auch noch zu verarbeiten, dass meine Freundin die Beziehung beendete. Nachdem sie erst einige Jahre zuvor ihren Bruder in sehr jungen Jahren an Krebs verloren hatte, hatte sich nicht die nötige Kraft, um mir zur Seite zu stehen.

Die Depression war nun in vollem Gange. Doch wer konnte mir das verübeln? Es gibt zwar immer wieder Geschichten darüber, wie Menschen den Krebs besiegt haben, allerdings hörte ich auch immer wieder von denen, die es nicht geschafft hatten. Im Bekanntenkreis erzählten mir die Leute immer wieder völlig unbedacht irgendwelche Geschichten von Menschen, die nach erfolgter Chemo dann letztendlich trotzdem ihr Leben lassen mussten. Und dass das nicht besonders aufbauend war, erklärt sich von selbst.

Und dann waren da auch noch die Vorwürfe, die ich mir selbst machte, weil meine Freundin gegangen war. Hatte ich etwas falsch gemacht? Lag es wirklich „nur" an meiner Krankheit oder hatte sie schon länger mit dem Gedanken gespielt, mich zu verlassen? Ich wusste es nicht. Ich wusste nur, dass sie weg war. Und mich mit dem ganzen Schlamassel, in dem ich steckte, alleingelassen hatte.

Als ich im März endlich entlassen wurde, hatte ich bereits vier Wochen nur noch Suppe gegessen. Feste Nahrung war nicht mehr möglich. Jeder Schluck schmerzte und ich war über jede noch so kleine Portion, die ich nicht wieder auskotzen musste, dankbar.

Die Dosis an Morphium war so hoch eingestellt, dass ich bis zu 23 Stunden am Tag schlief. Aber wenigstens konnte ich so die extrem starken Schmerzen einigermaßen aushalten.

Da ich selbst nicht mehr in der Lage war, mich zu versorgen, war ich vorübergehend zu einer Freundin nach Erding gezogen.

Die Genesung und Heilung der offenen Wunden, welche durch die Bestrahlung entstanden sind, ging nur sehr langsam voran.

Doch trotz der ersten psychischen Probleme hatte ich einen Kampfgeist entwickelt, der mir jeden Tag die Kraft gab, aufzustehen und weiter zu kämpfen.

Ich wollte den Krebs besiegen und allen zeigen, dass auch eine Überlebenschance unter 5 % ausreichen konnte, um diesen scheinbar unbezwingbaren Kampf zu gewinnen.

Im Netz fand ich Empfehlungen, dass Natron dabei helfen kann, den Krebs zu besiegen. Es gibt Mediziner, die Natron zusammen mit Ahornsirup verabreichen, um die Zellen in Tumornähe auszuwaschen.

Da ich den Krebs ja direkt im Darm hatte, konnte ich auf die orale Lösung zurückgreifen. Und das machte ich dann auch. Ab Ende März trank ich täglich zwei Gläser mit je 5 Gramm Natron in 0,2 Liter lauwarmen Wasser aufgelöst, vermischt mit zwei Teelöffeln Bio-Ahornsirup. Nebenwirkungen gab es nicht, daher konnte ich das bedenkenlos ausprobieren. Mehr, als nicht zu helfen, konnte das Zeug nicht in mir anrichten.

Anfang Juni ging es dann endlich nach Passau zur Reha. Ich tankte langsam wieder auf, meine Kraft kehrte zurück. Dort wurde mir allerdings klar, dass ich nicht mehr nach Hause in meine alte Wohnung zurückkonnte.

Also benötigte ich nach der Reha ein neues Zuhause. Da ich ja noch in der Rehaklinik war, gestaltete sich die Wohnungssuche sehr schwierig. Am Ende landete ich im Vogtland, weit weg von meinem Zuhause in Erding und meinen Freunden in Bayern.

Da mir aber in meiner Situation nichts anderes übrig blieb, als zu nehmen, was ich bekommen konnte, fügte ich mich dem Schicksal, packte meine Sachen und zog um.

Es war ja nicht nur die zerbrochene Beziehung. Ich war schon mehrere Monate im Krankenstand, bezog nur Krankengeld und wusste nicht, wann ich wieder einen Job hatte oder ob ich überhaupt jemals wieder arbeiten konnte. In solch einer Situation auf Wohnungssuche gehen zu müssen, erleichtert die Suche nach passendem Wohnraum nicht wirklich.

Nun war es schon Mitte Juli und langsam, aber sicher, wuchs der Wunsch in mir, wieder arbeiten zu können.

Doch wie sollte das gehen? Ich war bis oben hin mit Morphium vollgepumpt und mittlerweile davon abhängig.

So konnte ich nicht arbeiten. Kein vernünftiger Arbeitgeber würde mir in meinem Zustand einen Job geben.

Also half nur ein Entzug. Da mir ein ordentlicher Entzug in einer Klinik zu lange dauern würde, schloss ich mich Anfang August kurzerhand in ein leeres

Zimmer ein und machte den Entzug auf eigene Faust. Kalt! Ohne jegliche Hilfe! Ohne Ersatzmedikamente. Ohne Schmerzmittel. Nach einer Woche grausamster Schmerzen hatte ich das Schlimmste überstanden. Mein Kopf war frei, ich brauchte kein Morphium mehr, um mit dem Leben klar zu kommen. Ich war bereit für mein zweites Leben.

Einen Job zu finden, gestaltete sich nicht ganz so einfach. Letztendlich fand ich aber einen in einer Firma, in der ich schon einmal gearbeitet hatte. Endlich fing das Leben wieder an. Ich war überglücklich.

Doch nach vier Wochen dann die Ernüchterung: Ich war zwar vom Morphium weg, aber dafür kamen die Schmerzen wieder. Und wurden immer stärker. So stark, dass ich wieder zuhause bleiben musste. Bis Ende Januar war ich weiter im Krankenstand und kämpfte mich mühsam und schmerzvoll zurück ins Leben.

Doch diesmal ohne Morphium. Ich wollte unbedingt durchhalten, denn der kalte Entzug sollte ja nicht umsonst gewesen sein.

Im Februar schließlich startete ich einen neuen Versuch. Nach außen hin machte ich den Anschein, als ob ich aufblühen würde, doch innerlich plagten mich weiterhin Schmerzen, die ich zu ignorieren versuchte.

Da die Nachkontrollen aber immer besser wurden und der Schmerz ganz langsam nachließ, war ich davon überzeugt, dass es endlich wieder bergauf ging.

Bis Februar 2018...

2018 – Und es geht weiter

Die jetzt wieder stärker werdenden Schmerzen habe ich versucht zu ignorieren. Allerdings waren die Erinnerungen an die Qualen der Chemotherapie und Bestrahlungen weiterhin präsent.

Die Angst, wieder krank zu werden, stieg von Tag zu Tag an. Bis bei einer Nachkontrolle im März mein größter Albtraum wahr wurde.

Bei einer Nachkontrolle im PET-CT fanden die Ärzte einen dunklen Fleck auf der Lunge. Und tatsächlich: Ich hatte wieder Krebs. Diesmal in der Lunge.

Ich war am Ende, hatte so viel dafür getan, wieder gesund zu werden. Und dann das. Der Krebs im Darm war weg, dafür kam er jetzt in der Lunge.

Das konnte doch nicht sein! Das durfte nicht sein! Ich war doch schon gesund gewesen, hatte wieder über ein Jahr normal gearbeitet und fühlte mich zunehmend besser.

Wie um alles in der Welt konnte das jetzt sein?

Und warum traf es ausgerechnet mich? Warum musste ausgerechnet ich durch diese Hölle gehen?

Ich verstand die Welt nicht mehr und langsam, aber sicher wurde aus den ersten depressiven Anzeichen eine ausgewachsene Depression.

Ich war innerlich am Ende. Ausgemerzt und zerbrochen.

Da der Tumor in der Lunge noch sehr jung war, waren die Chancen, ihn loszuwerden, ziemlich hoch.

Immerhin ein Lichtblick in dieser Finsternis. Ich hoffte so sehr, dass die Ärzte Recht behalten würden und der Tumor schnell und leicht zu bekämpfen war.

Also habe ich erneut einer Chemotherapie zugestimmt, die allerdings dieses Mal nur eine Woche gedauert hat.

Ich hatte tatsächlich Glück und der Tumor war nach nur einer Chemo verschwunden.

Doch die Angst war groß. Angst davor, dass die Ärzte bei der Nachkontrolle doch noch etwas finden würden. Dass der Tumor doch nicht vollständig zerstört war.

Hatte ich es denn jetzt endlich geschafft, oder gab es wieder eine negative Überraschung?

Die Nachkontrolle im Mai war mehr als ernüchternd.

Der Tumor in der Lunge war weg. Den hatte ich besiegt.

So sehr, wie ich auch gehofft hatte, dass die Untersuchung eine vollständige Genesung zeigen würde, ich wurde enttäuscht.

Wieder wurde etwas gefunden. Diesmal waren es große Metastasen in der Leber.

Die Operation, die mir geraten wurde, habe ich trotzdem erst einmal abgelehnt. Ich wollte zuerst noch eine weitere Meinung einholen.

Doch auch, wenn ich mittlerweile an einer ausgewachsenen Depression litt und mein Selbstbewusstsein gleich Null war, war mein Verstand noch klar.

Meine Entscheidung, nicht auf den erstbesten Arzt zu vertrauen, sollte sich noch bestätigen.

Nach einigen Gesprächen mit verschiedenen Ärzten, darunter auch ein sehr bekannter Leberchirurg aus Altötting, stand fest:

Keine OP! Viel zu gefährlich!

Der Krebs hatte die Blutgefäße zum Herzen eingeschlossen und wieder sah ich mich einer Überlebenschance von unter 5 % gegenüber. Ich litt unter Atemnot und hatte bereits 5cm große Metastasen.

Was sollte ich bloß machen? Mich operieren lassen, oder lieber eine Chemo? Beides war nicht ohne. Die OP war riskant, eine Chemo für den Körper eigentlich zu anstrengend. Mein Immunsystem war geschwächt, die Chemo hatte viele Nebenwirkungen und ich litt noch unter den psychischen Folgen der letzten zwei Jahre. Und es wäre ja die dritte Chemo in Folge.

Ich wollte nicht schon wieder krank zuhause sitzen. Ich hatte keine Lust darauf, mich wieder krank schreiben zu lassen. Selbstzweifel fraßen sich durch meine Seele.

Sollte ich mir diese Qualen tatsächlich noch einmal antun, oder mein Schicksal annehmen und akzeptieren, dass ich sterben würde?

In den darauffolgenden Monaten war ich einem inneren Kampf ausgesetzt, der mich beinahe wahnsinnig werden ließ. Ich konnte, nein, ich wollte mich einfach nicht entscheiden. Für mich war weder die eine noch die andere Alternative eine echte Lösung. Beides machte mir Angst. Und diese Angst auszuhalten, kostete mich unheimlich viel Kraft. Um nicht völlig durchzudrehen, entschied ich, eine Psychotherapie zu machen. So konnte das nicht weitegehen. Die Angst, der Wunsch zu sterben und die Schmerzen waren dabei, meine Gefühle zu zerstören. Ich litt unter eine Depression und nicht nur einmal dachte ich ernsthaft darüber nach, diesen Wahnsinn zu beenden und meinem Leben ein Ende zu setzen.

Doch so lange warten konnte ich auch nicht. Der Krebs schritt unaufhaltsam voran und mit jedem Tag, der verstrich, sank meine Chance auf Heilung.

Bis ich mich endlich durchgerungen hatte und die Behandlung beginnen konnte, war es bereits August. Bis 31.7.2018 habe ich noch gearbeitet und mich trotz der immer stärker werdenden Schmerzen dazu durchgerungen, mich noch nicht krank schreiben zu lassen.
Meine Onkologin hielt mir noch einmal deutlich vor Augen, dass ich mich auf eine schwere Reise vorbereiten musste.
Im August war ich für eine computergesteuerte Biopsie ambulant im Klinikum Rosenheim. Und dann kam die Verwirrung. Der Tumor war offensich tlich nicht mehr da. Mit der Biopsie konnten keine

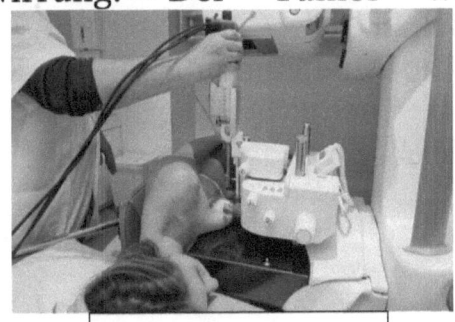

Quelle: Adobe Stock

Krebszellen nachgewiesen werden. Da meine Onkologin aber auf Nummer sicher gehen wollte, schickte sie mich noch einmal für eine zweite Biopsie nach München ins Klinikum rechts der Isar.

Und dort wurde dann doch wieder ein Tumor nachgewiesen. Wie sich herausstellte, hatten die Ärzte in Rosenheim versehentlich daneben gestochen und somit keine Krebszellen entfernt.

Dieser Vorfall bestätigte mir, wie wichtig es ist, sich vor allem bei solchen Diagnosen niemals auf nur eine Meinung zu verlassen. Solche Fehler können jedem passieren. Wenn wir es aber nicht überprüfen lassen, kann ein anderer Arzt den Fehler nicht beheben.

Für einen Zeitraum von elf Wochen bekam ich Cisplatin und 5FU (beides sind Medikamente, die in Kombination als Chemotherapie für die Zerstörung der Zellwände eingesetzt werden.)

Die Nebenwirkungen hatten es in sich. Nach zwei Wochen verließ mich meine Stimme und die Sehkraft ließ nach. Arme und Beine versagten ihren Dienst immer mehr, bis ich kaum mehr gehen konnte.

Ohne die Unterstützung von Freunden und Nachbarn wäre ich nicht mehr in der Lage gewesen, für mich zu sorgen. Ich war bis oben hin zugepumpt mit den verschiedensten Medikamenten, da die Chemotherapie auch andere Organe, wie die Nieren, schwer schädigen konnte.
Zu den körperlichen Beschwerden kam die angeschlagene Psyche. Auf andere Menschen angewiesen zu sein, nur um etwas essen zu können oder gar das Haus verlassen zu können, ist eines der schlimmsten Dinge, dich ich mir vorstellen konnte. Ich war mein Leben lang selbstständig gewesen, hatte immer darauf geachtet, von nichts und niemanden abhängig zu sein und mein Leben im Griff zu haben.

Gerade die Unabhängigkeit war mir nach meiner sehr schweren Kindheit enorm wichtig.

Und dann erkrankte ich ausgerechnet an einer Krankheit, die mich alles kostete, was mir wertvoll war. Meine Freundin, meine Unabhängigkeit und nicht zuletzt meine Selbstständigkeit.

Ich war gefangen in meinem Körper, geknebelt von den Medikamenten. Der Krebs hatte mich fest im Griff.

Da ich nicht mehr sprechen konnte, war die Kommunikation sehr schwierig. Mein Augenlicht hatte ich bis zu diesem Zeitpunkt bereits fast vollständig eingebüßt.

Da mein Körper viele Vitamine brauchte, ernährte ich mich fast nur noch von Obst und Gemüse. Zusätzlich hielt ich an meiner Natron-Mischung fest und kombinierte meine Ernährung mit CBD-Öl.

Es war bereits November, als die Chemo endlich ausgestanden war. Doch die Erholung von den Nebenwirkungen brauchte Zeit. Sehr viel Zeit.

Zwei Wochen nach Behandlungsende kam zumindest meine Stimme langsam wieder zurück, was die Kommunikation unheimlich erleichterte.

Der tägliche Sport und die Bewegung an der frischen Luft brachten mir zwar meine Beine nicht sofort zurück, aber die Muskelkraft baute sich wieder auf. Da gute Muskeln in den Beinen ja bekanntlich eine absolute Voraussetzung dafür sind, überhaupt laufen zu können, konzentrierte ich mich sehr stark auf meine täglichen Sporteinheiten.

Langsam schien es mir besser zu gehen und die Nachkontrolle Ende November zeigte, dass der Tumor tatsächlich um ca. zwei Drittel eingegangen war.

Noch war der Kampf nicht gewonnen. Noch war der Tumor in der Leber zu sehen.

Also musste ich weiter machen.

Und so folgte im Dezember 2018 die Bestrahlung.

Ich entschied mich für eine stereotaktische Bestrahlung, da diese durch ihre vielfach höhere Strahlendosis nur drei Mal angewendet werden musste.

Diesmal wurde ich in Rosenheim behandelt, da das Krankenhaus Rosenheim auf die stereotaktische Bestrahlung spezialisiert ist.

Ich litt weiterhin unter schweren Depressionen. Jeder Tag war ein Kampf. Nicht nur die Geschichten über Menschen, die den Krebs nicht überlebt haben, raubten mir Kraft. Der Tod war ein ständiger Begleiter geworden. Ich hatte ihn immer vor Augen, konnte die Gedanken nicht von ihm abwenden.

Ich war ja im Krankenhaus jeden Tag mit anderen Krebspatienten zusammen. Jeden Tag sah ich das Leid, das der Krebs mit sich bringt. Jeder Tag begann mit dem Bewusstsein, dass es der letzte sein könnte. An jedem Abend schloss ich die Augen und wusste nicht, welchen meiner vielen Mitpatienten ich am nächsten Tag noch lebend sehen werde. Oder ob ich selbst noch einmal aufwachen würde.

Sollte ich einfach selbst die Entscheidung treffen, zu gehen? Warum eigentlich abwarten, wenn ich doch sowieso sterben würde? Eigentlich könnte ich meinem Leben ein Ende setzen. Dann wäre endlich Schluss. Ich hätte keine Schmerzen mehr, würde das Leid nicht mehr jeden Tag sehen – und der Krebs hätte gewonnen!

Und genau das wollte ich nicht. Mein Ego hielt mich am Leben. Ich wollte beweisen, dass es möglich war, selbst in solch einer aussichtslosen Situation sein Leben in der Hand zu haben und zu gewinnen.

2019 – Kampf gewonnen?

Am 2.1.2019 ging es dann endlich auf Reha nach Bayrisch Gmain. 6 Wochen im Berchtesgadener Land sollten mir dabei helfen, mich von den Strapazen der Chemo zu erholen.
Während meine Sehkraft endlich wieder vollständig zurück war, war die Gefühllosigkeit in den Beinen immer noch da. Jeder Schritt kostete mich unheimlich viel Kraft.

Im Laufe der Reha ging es mir aber dennoch immer besser. Ich tankte auf, bekam meine mentale Stärke zurück und mein Körper konnte sich zunehmend erholen.
Doch trotz der positiven Ergebnisse war das Abschlussgespräch mit der Oberärztin sehr ernüchtern.
Sie bestätigte mir, was im Internet zu lesen war: Metastasen in der Leber

führen meistens zum Tod! Innerhalb der ersten zwei Jahre nach der Behandlung überleben nur rund 5 % der Betroffenen.

Aber nicht mit mir! Ich hatte mich so weit durchgekämpft und bereits zwei andere Krebsarten besiegt. Ich wollte auch die Lebermetastasen bezwingen!
Aufgeben war keine Option. Nicht für mich!

Von der Reha zurück wurde ich in Prien Ende Februar noch einmal ins MRT geschickt. Das Ergebnis war sehr zufriedenstellend: Die Metastasen und der Tumor hatten sich vollständig zurückgebildet. Das MRT zeigte keine Schatten mehr in der Leber.
Dafür hatte ich jetzt, vermutlich durch die Chemo entstanden, einen Thrombus in der Leistengegend. Direkt in der Hauptvene zur Lunge.
Die Gefahr einer Lungenembolie war enorm hoch, also musste ich mich entsprechend schonen, um nichts zu riskieren.
Doch trotz der Gefahr einer Lungenembolie wog ich mich in Sicherheit.

Immerhin war der Krebs besiegt. Das MRT war ja unauffällig.

Als ich allerdings bei meiner Onkologin war, eröffnete diese mir, dass sie sich nicht vorstellen kann, dass tatsächlich keine Metastasen mehr vorhanden sein sollen.
Sie bestand auf ein weiteres MRT, um sicherzugehen, dass in Prien nichts übersehen wurde.
Also ging es noch einmal in die Röhre.
Diesmal in München, im Klinikum rechts der Isar.
Und der Verdacht der Ärztin war bestätigt: Doch noch etwas zu sehen!
Das konnte doch nicht wahr sein! Welches MRT war denn jetzt richtig?
Die Worte des Oberarztes ließ meine Angst nur noch stärker werden. Als er mich sah, begrüßte er mich mit den Worten: „Sie leben noch?"
Na, das machte einem ja Hoffnung. Der Arzt hatte nicht im Geringsten damit gerechnet, mich noch einmal lebend zu sehen. Doch die Tatsache, dass er davon überzeugt war, dass ich sterben würde, erinnerte mich wieder daran, dass ich tatsächlich todkrank war.

Außer mir hatte bis zu diesem Zeitpunkt keiner wirklich daran geglaubt, dass ich den Krebs tatsächlich besiegen konnte und die Strapazen der Behandlung überstehen würde.

Im April wurde in München noch einmal ein MRT angeordnet. Die Onkologin wollte kontrollieren, ob der Tumor in der Leber wieder wucherte. Doch diesmal kam ich mit einem positiven Befund zurück: Das, was noch zu sehen ist, ist wohl nur noch abgetötetes Tumorgewebe. Kein Krebs mehr!

Seit Juni bin ich wieder vollständig gesund.

Die Nebenwirkungen der Chemo sind überwunden, ich kann wieder sprechen, sehen und auch meine Beine tun ihren Dienst wieder.

Der Thrombus im Bein ist ebenfalls verschwunden. Mein tägliches Sportpensum ist bereits auf meinem alten Niveau angekommen.

Und meine Psyche? Auch die hat sich mit fortschreitender Heilung einigermaßen erholt. Es wäre gelogen, zu behaupten, dass ich auch psychisch schon wieder vollständig hergestellt wäre. Die Strapazen der letzten Jahre sitzen mir tatsächlich noch tief in den Knochen und ich nehme mir jeden Tag von Neuem ganz bewusst vor, mich nicht von den Erinnerungen an die letzten Jahre nach unten ziehen zu lassen.

Doch es wird besser. Mit jedem Tag, an dem ich aufwache und entgegen den Vorhersagen der Ärzte quicklebendig in den Tag starte, werde ich zuversichtlicher. Mit jedem neuen Tag, den ich geschenkt bekommen habe, bin ich dankbar für das, was ich habe.

Und so schwer, wie die Jahre des Kampfes auch waren: Ich gehe stärker aus diesem Kampf hervor, als ich hineingegangen bin.

Ich habe gelernt, dass man nicht alles für selbstverständlich nehmen darf und wie wichtig es ist, den Blick für die kleinen Dinge nicht zu verlieren und für jeden Tag, an dem man gesund aufwacht, dankbar zu sein.

Seit Juni habe ich nur noch darauf gewartet, endlich wieder arbeiten gehen zu dürfen.

Denn die Erwerbsminderungsrente, die mir die Rentenversicherung angeboten hat, habe ich dankend abgelehnt.
Das Leben geht schließlich noch mal los!

Als ich im Juli dann zur letzten Kontrolluntersuchung ging, spielten meine Gedanken dann doch wieder leicht verrückt. Die Angst, weiterhin nicht arbeiten gehen zu dürfen, oder gar doch wieder eine niederschmetternde Nachricht zu bekommen, schwang immer noch mit.
Bestätigt hat sich die Angst zum Glück nicht. Meine Ärzte konnten mir die gute Nachricht überbringen, dass sich mein Kampf gegen den Krebs gelohnt hat. Ich bin gesund, mein Körper ist frei von Krebs. Die Chemotherapien und Bestrahlungen haben keine Spuren in meinem Körper hinterlassen.
Ich bin wieder voll einsatzfähig und darf endlich wieder arbeiten gehen.

Das Leben kann von neuem beginnen!

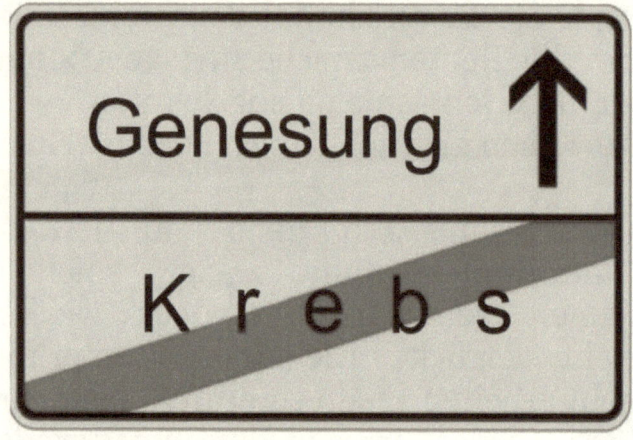

Was die Ernährung mit Krebs zu tun hat

Jeder, der sich schon einmal etwas intensiver mit Ernährung und den verschiedenen Nährstoffen befasst hat weiß, dass man mit der richtigen Ernährung sehr viel erreichen kann.

Unser Körper ist während eines ganz normalen Tages ständig starken Belastungen ausgesetzt. In ganz alltäglichen Produkten wie Haarshampoo, Seife oder auch Putzmitteln, sind Stoffe enthalten, die für unseren Körper in größeren Mengen schädlich werden können.

Somit sorgen wir also ganz automatisch, nur durch unsere tägliche Körperpflege, dafür, dass sich in unserem Körper ein schädliches, übersäuertes, Milieu entwickelt. Dieses übersäuerte Milieu ist ideal für die Ansiedlung von beispielsweise Bakterien – und eben auch Krebszellen.

Hier können wir sehr viel gegensteuern, in dem wir auf eine gesunde Ernährung achten, die unseren Säuren-Basen-Haushalt im Gleichgewicht hält.
Es ist nicht notwendig, komplett auf eine vegane Ernährung umzusteigen. Mir persönlich hilft sie aber, meinen Körper im Gleichgewicht zu halten. Tierischen Produkte in unserem Speiseplan zu reduzieren, weitgehend auf Fast-Food und Fertiggerichte zu verzichten und lieber zum gesunden Vollkornbrot, anstatt zu Weißmehlprodukten zu greifen, sind allerdings bereits sehr gute Schritte in die richtige Richtung.
Auch zu viel Zucker, der ja leider in sehr vielen Lebensmitteln standartmäßig enthalten ist, schadet unserem Körper und verändert das Milieu im Darm.
Außerdem sollten wir endlich lernen, auf regionale Produkte aus biologischem Anbau zurück zu greifen. Die ganzen Insektizide etc. schaden unserem Körper

enorm und können unter anderem für Krebserkrankungen verantwortlich sein.
Ein sehr gesundes, leider viel zu sehr in den Hintergrund gerücktes, Lebensmittel ist Löwenzahn.
Viele Menschen wissen gar nicht, dass auch wir Menschen Löwenzahn vollständig essen und verdauen können. Er enthält unheimlich viele Vitamine und Nährstoffe, wie beispielsweise Vitamin K, das in unserem Körper unter anderem für die Blutgerinnung und dem Knochenstoffwechsel zuständig ist. Mit 100g Löwenzahn täglich hat ein Mensch bereits 50 % des Vitamin C – Bedarfs gedeckt. Macht man sich aus Löwenzahn einen Salat, sind die 100g schnell erreicht.

Die als „Hasenfutter" bekannte Pflanze hilft nicht nur gegen Nierenerkrankungen. Gerade auch bei Darmbeschwerden oder Sodbrennen ist Löwenzahn eine sehr gute Wahl, um die Beschwerden in den Griff zu bekommen. Außerdem wächst Löwenzahn nahezu überall und ist somit kostenlos.
Auf eine basische Ernährung zu achten, heilt nicht alles und es bewahrt auch

nicht zu 100 % davor, krank zu werden. Die Gefahr, das Risiko, an Krebs zu erkranken, sinkt jedoch deutlich. Und so ganz nebenher helfen wir unserem Körper damit auch, ein gesundes Gewicht zu halten, oder zu bekommen.

Sport, die richtige Ernährung und auf die Atmung zu achten, haben mir geholfen, wieder Kraft zu tanken und zurück zu neuem Leben zu finden.

Im Buch habe ich ja bereits angesprochen, dass ich verschiedene Nährstoffe durch Nahrungsergänzung und selbst hergestellten Getränke zu mir nehme. Im Folgenden habe ich die Nahrungsergänzungsmittel und die Rezepte für die selbst hergestellten Getränke für euch noch einmal zusammengefasst.

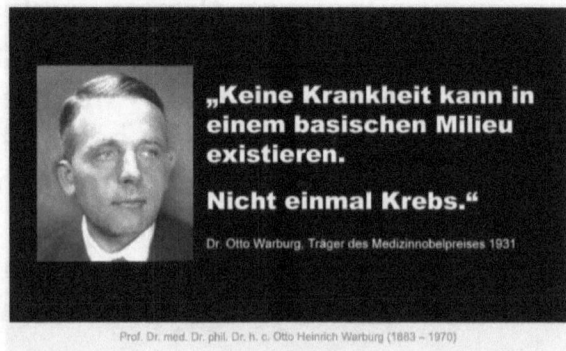

„Keine Krankheit kann in einem basischen Milieu existieren.

Nicht einmal Krebs."

Dr. Otto Warburg, Träger des Medizinnobelpreises 1931

Prof. Dr. med. Dr. phil. Dr. h. c. Otto Heinrich Warburg (1883 – 1970)

Die Rezepte auf einen Blick:

Magnesium-Chlorid-Lösung

100 Gramm Magnesium-Chlorid in 3 Liter Wasser auflösen (33 Gramm pro Liter) und dann in Flaschen aufbewahren (WICHTIG: keine Plastikflaschen benützen)

Dosis = ein Schnapsgläschen voll von der zubereiteten Lösung.

Am besten nimmt man es gleich nach dem Aufstehen oder nach dem Kaffee. Nüchtern genommen ist es ein leichtes Abführmittel und wird dadurch sehr schnell wieder ausgeschieden.

Magnesiumchlorid wird vom Darm kaum absorbiert, deshalb auch die abführende Wirkung (die viele Leute ja schon sehr glücklich macht). Immer wenn irgendwas alles Mögliche heilt, ist das sehr zweifelhaft. Magnesium hat seine Berechtigung bei bestimmten Beschwerden und echter Magnesiummangel kommt vor. Dann sollte man aber eine oral gut resorbierte Version, d. h. Magnesiumglycerophosphat nehmen.

WICHTIG: Bitte solche Mixturen niemals im freien Handel kaufen, da hier nicht sichergestellt ist, dass nur die gewünschten Inhaltsstoffe verarbeitet wurden. Die Lösung kann in jeder Apotheke bestellt werden.

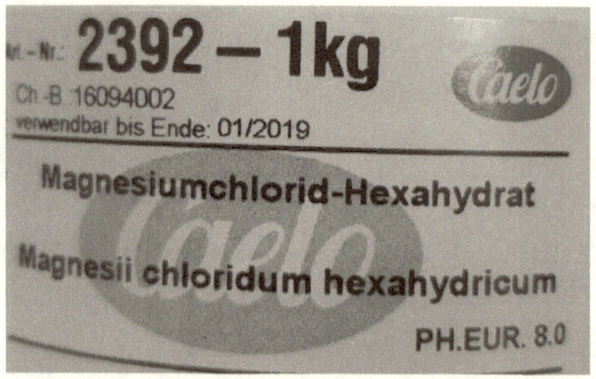

Dieses Bild ist eine Fotografie von der Lösung, die ich mir in der Apotheke bestelle. Da ich sehr viel davon verwende, hole ich mir immer gleich 1Kg. Das spart Versandkosten und ich muss nicht so häufig bestellen.

Zitronen – Apfelessig Getränk

Dieses Getränk ist eigentlich für jeden ein wahres Wundermittel. Es stärkt das Immunsystem (sehr wichtig bei Chemo), hilft gegen Entzündungen (auch innerlich) und hilft den Elektrolythaushalt aufzuladen.
Frischer Ingwer ist reich an Vitamin B1, B2, B3 und C sowie an Kalium, Kalzium und Natrium. Ingwer ist schmerzlindernd und entzündungshemmend.
Bio-Apfelessig wirkt antibakteriell, verhindert Übersäuerung und beugt Sodbrennen vor.
Zitrone Ist sehr reich an Vitamin C und reichlich Antioxidantien. Man sollte täglich einen Liter dieses Getränks zu sich nehmen.

Tagsüber: 1 Liter Wasser, eine ausgedrückte Bio-Zitrone, eine halbe kleingeraspelte gefrorene Zitrone mit Schale aus dem Tiefkühlfach, etwas Ingwer und drei Esslöffel Bio-Apfelessig

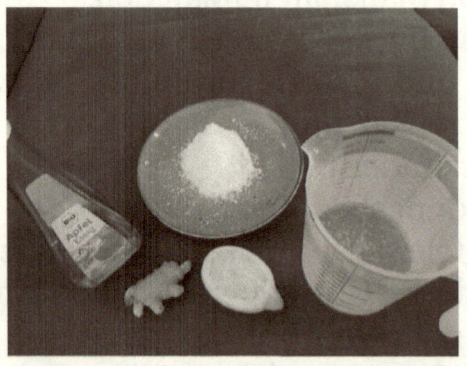

Bildquelle: Fotografie von Jens Sterff

Natronlösung

Natron wird mit Ahornsirup genommen, weil der Zucker den Zellen dabei hilft, das Natron aufzunehmen. Und Natron zerstört die Krebszellen.

Zusätzlich kann Natronpulver zum Baden verwendet werden.
3x Wöchentlich bei 37 Grad.

Am Abend: Ein Glas Wasser (lauwarm) mit 5 Gramm Natron und zwei Teelöffeln Bio-Ahornsirup.

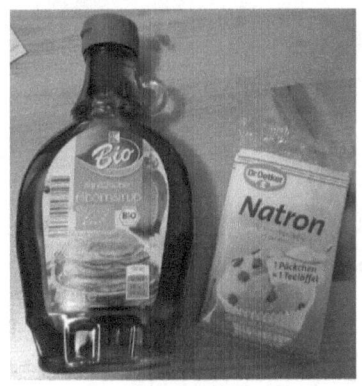

Bildquelle: Fotografie Jens Sterff

Nahrungsergänzung

Da ich mich sonst vegan ernähre braucht der Körper noch einige Nahrungsergänzungsmittel.

Seit drei Jahren nehme ich folgende Dinge täglich zu mir:

OPC
Astaxanthin
MSM
D3
K2
Zink
Vitamin-B-Complex
Performance Probiotic
Moringa
Kurkuma
Magnesium - Öl
Zitronen-Apfelessig-
Drink
Natronlösung
Bio-Curcuma von Vitaktiv.

Bildquelle: Fotografie Jens Sterff

Weitere Titel des Autors

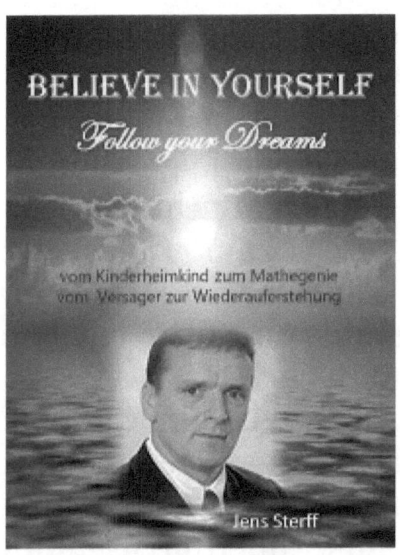

Als Zwilling geboren, von der Mutter verstoßen, abgeschoben in ein Kinderheim.
Mein Leben begann alles andere als so, wie man es sich für ein neugeborenes Baby wünscht. Meine Eltern wollten noch ein Kind, und wurden mit Zwillingen überrascht. Für mich war kein Platz, also musste ich gehen.

18 Jahre im Kinderheim waren die Folge, 18 Jahre geprägt von Missbrauch,

Vergewaltigung, Ablehnung. 18 Jahre, in denen meine Familie nur 2km von mir entfernt lebte – und sich nicht ein einziges Mal dazu überwinden konnten, mir zumindest eine Geburtstagskarte zu schicken.

Der Kampfgeist in mir biss sich durch. Nach der Schule folgte eine Ausbildung zum Restaurantfachmann, dann eine Umschulung zum Industriekaufmann. Später studierte ich noch Psychologie, Mathematik und über ein Fernstudium Computertechnik.

Ich wurde Mitglied im Club Mensa – ein Club für hochintelligente Menschen.

Doch all die Intelligenz, all das Wissen und meine überdurchschnittlich gute Ausbildung bewahrten mich nicht davor, immer wieder zu versagen.

Ich war durch und durch ein typisches Heimkind. Wenig bis gar kein Selbstvertrauen und wurde dennoch Millionär. Und scheiterte ebenso schnell, wie ich vorher gewonnen hatte. Ich sah mich einem schier unbezwingbaren Schuldenberg von über 300.000€ gegenüber- und stand wieder auf.

Bis ich 2015 die Diagnose Krebs erhielt. Überlebenschance: unter 5%.

Meine Biografie erzählt, wie wenig uns die Intelligenz davor bewahrt, zu scheitern. Und wie sehr uns ein guter Kampfgeist dabei hilft, wieder aufzustehen und zu gewinnen.
Ich möchte Menschen dazu ermutigen, niemals aufzugeben, und selbst schwerste Schicksalsschläge als Chance zu nutzen. Als Chance, sich zu verändern, neu anzufangen und an den Schwierigkeiten zu wachsen.

Voraussichtliches Erscheinungsdatum: April 2020

PS: Wenn Ihnen dieser kleine Ratgeber gefallen hat, hinterlassen Sie mir doch gerne eine Rezension auf Amazon. Das würde mir viel bedeuten.

Schauen Sie auch gern auf meine Autorenseite bei Amazon. Dort finden Sie weitere Taschenbücher über das Thema Krebs und dessen Nebenwirkungen.

Jens Sterff

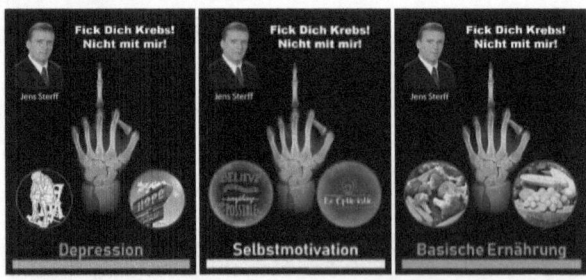